L'INSENSIBILISATEUR

DE

A. DUCHESNE FILS

Successeur de son père

MÉDECIN—DENTISTE BREVETÉ

Membre du Collége de pharmacie de Barcelone
(Espagne)

Prix : 50 centimes

A PARIS

Chez l'auteur, 45, rue Lafayette
à l'angle du faubourg Montmartre

A Lyon, 105, place Bellecour
A Saint-Etienne, 1, rue Saint-Louis
A Vienne, place de Miremont

—

1869

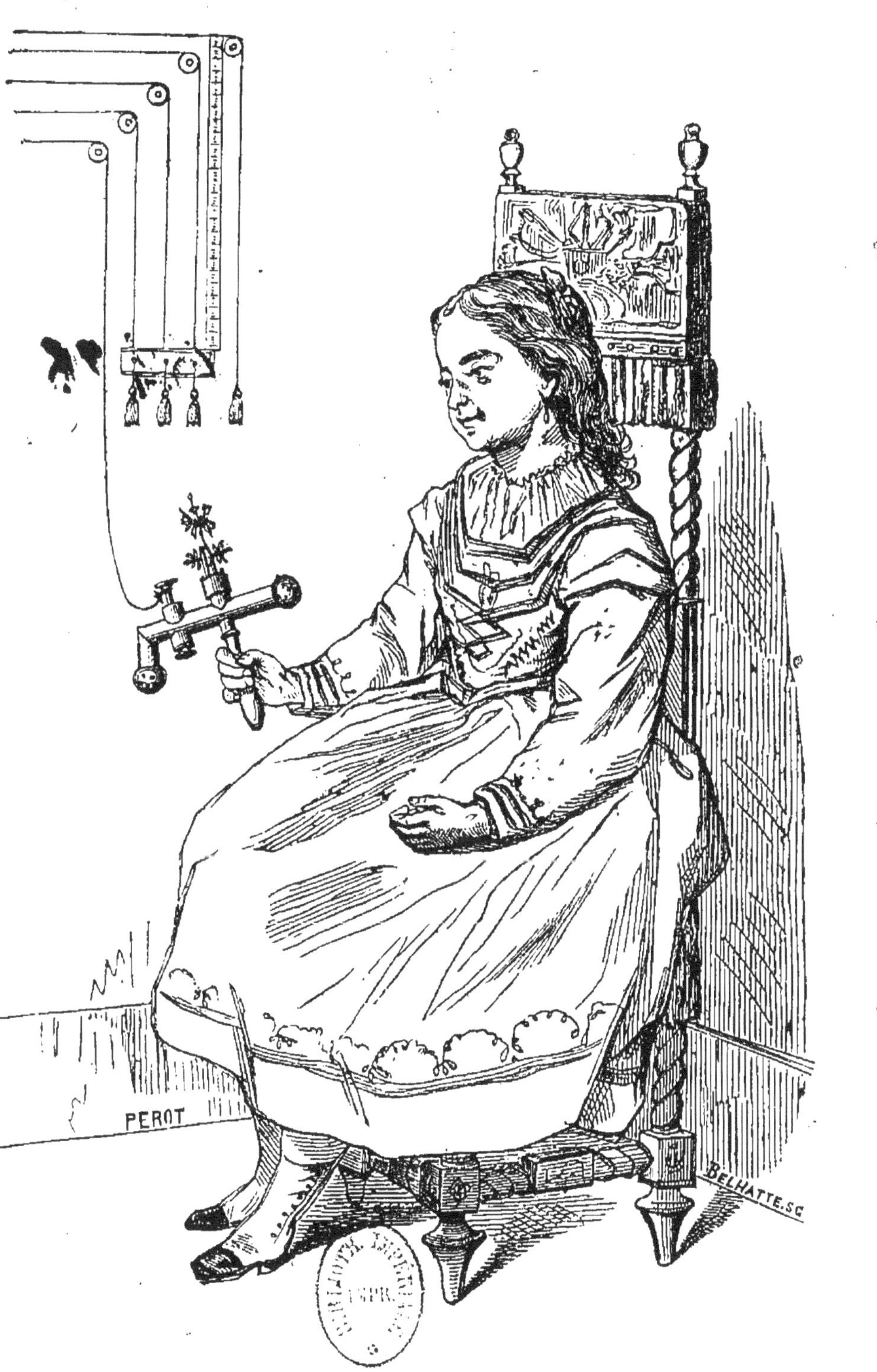

PEROT
BELHATTE. SC

L'INSENSIBILISATEUR

DE

A. DUCHESNE FILS

Successeur de son père

MÉDECIN-DENTISTE BREVETÉ

Membre du Collége de pharmacie de Barcelone
(Espagne)

Prix : 50 centimes

A PARIS

Chez l'auteur, 45, rue Lafayette
à l'angle du faubourg Montmartre

A Lyon, 105, place Bellecour
A Saint-Etienne, 1, rue Saint-Louis
A Vienne, place de Miremont

1869

§ I

Depuis que la terre est peuplée d'êtres humains on a cherché les moyens de calmer la douleur.

Cela est démontré par la persévérance, le martyre auquel se condamne l'homme pour conserver, pour allonger de quelques jours, de quelques heures sa misérable existence. Pour arriver à ce pauvre résultat, ne faut-il pas, en effet, qu'il soumette sa faible nature à des épreuves terribles?

Le fer s'introduisant dans les chairs, qu'il tranche violemment, est l'indispensable auxiiaire de la science investigatrice qui, avec son concours, peut étudier les secrets de la vie ;

Le feu, cet autre auxiliaire non moins puissant et utile, rongeant les tissus frémissants et corrompus, ou prêts à se corrompre.

Donc, si l'histoire ne nous fournissait la preuve de cette vérité ; il ne serait point téméraire d'affirmer que, depuis les premières souffrances éprouvées par l'homme, l'idée lui vint de rechercher les moyens d'atténuer, de calmer la douleur.

Les moyens préconisés, dès la plus haute antiquité, pour vaincre au moins localement la douleur, sont peut-être plus merveilleux qu'efficaces ; mais qui pourrait soutenir que les gaz modernes, auxquels on a reconnu des propriétés anesthétisantes, furent complètement inconnus par la médecine ancienne ?

Sous le soleil il n'est rien de nouveau, dit un adage attribué à Salomon.

Les Égyptiens des temps bibliques ; les Grecs et les Romains anciens ; les Chinois, qui nous ont devancés dans la plupart de nos inventions relativement modernes, possédaient les moyens de rendre insensible pour les patients la douleur affreuse causée par l'ablation ou la cautérisation.

Beaucoup plus près de nous, au moyen âge, on faisait usage d'une composition à base de chanvre, laquelle avait la propriété d'enivrer, comme le fait de nos jours encore le *haschich* oriental.

Les recherches de la science prirent alors tant d'importance en Italie, que toutes les plantes stupéfiantes furent distillées et essayées dans le but d'endormir ou faire taire la douleur. Les résultats en furent terrifiants. Ces produits mêmes donnèrent naissance aux poisons subtils dont se servirent si odieusement les Borgia, et, beaucoup plus près de nous, la marquise de Brinvilliers, la sinistre élève de l'italien Exili.

Survint le magnétisme animal, que son auteur, le docteur Mesmer, crut pouvoir faire servir à la disparition de la douleur physique dans les opérations chirurgicales. Ses essais ne purent et ne pouvaient être couronnés de succès.

Le magnétisme, ne pouvant s'admettre qu'à l'aide de suppositions purement abstraites, n'est pas passé dans le domaine des faits ; ce qui explique pourquoi la science médicale, malgré quelques heureux et bien rares succès, ne l'a ni adopté ni patronné.

Presque à la même époque où surgissait la théorie du magnétisme animal, chaudement présentée et acceptée, un corps nouveau était découvert par Priestley.

Ce corps, appelé encore aujourd'hui *gaz oxyde nitreux* par les Américains et les Anglais, a reçu des savants français le nom de *protoxyde d'azote*, appellation qui en fait immédiatement connaître la composition.

Bien que découvert en 1776, les effets physiologiques du protoxyde ne furent connus qu'en 1799, à la suite des expériences hardies de l'illustre chimiste anglais sir Humphry Davy, qui le premier osa remplir ses poumons d'un gaz différent de l'air atmosphérique.

Un malheureux Américain, Horace Wells, instruit et capable, frappé des déclarations de Davy (*conclusions de son Mémoire*, 1808, *London*), pensa, le premier, à utiliser le protoxyde d'azote pour rendre indolore l'atroce souffrance de l'avulsion dentaire.

A l'exemple de l'illustre Anglais, il expérimenta sur lui-même, se fit extraire une dent et n'éprouva aucun mal.

Cette heureuse expérience renouvelée jusqu'à douze fois avec succès, Wells prit la résolution de faire profiter l'humanité des bienfaits de son procédé.

A cet effet, il demanda et obtint la faveur de faire une expérience publique dans l'hôital de Boston.

Un concours nombreux de maîtres, d'élèves et de simples curieux se rendit à l'appel de Wells; mais le gaz, sans doute mal administré ou plutôt mal préparé, produisit des effets entièrement contraires sur le patient, qui ne cessa de pousser des cris effroyables.

Cet insuccès public bien constaté conduisit Wells au suicide et fit tomber dans l'oubli le gaz oxyde nitreux.

Mais déjà, et dès avant cette époque, un autre corps, dont on se servait en jouant dans les universités anglaises, était l'objet d'études constantes et parallèles de deux autres Américains, Jackson et Morton, qui se peuvent partager la gloire d'avoir doté la science médicale d'un agent anesthésique efficace, l'*éther*.

C'est en novembre 1846 que les expériences publiques d'éthérisation eurent lieu également à Boston, à la demande de Morton, en présence et avec le concours des mêmes professeurs opérateurs qui s'étaient rendus à l'appel de Wells.

Ces expériences réussirent.

Le bruit s'én étant répandu en Europe, les plus célèbres professeurs de la Faculté de Paris, les chirurgiens français et anglais, applaudirent à la découverte et s'empressèrent d'adopter l'éthérisation.

C'est à ce moment que le pauvre Wells, découragé de n'avoir pu faire triompher le gaz oxyde nitreux, voulut en finir avec la vie. S'étant mis dans un bain, il s'ouvrit les veines et mourut en respirant son anesthésique.

Mais l'éther devait subir le sort commun. Sa vogue s'éteignit presque aussi soudainement qu'elle était née.

Un corps, découvert en France en 1830 par M. Soubeiran et appliqué à la médecine opératoire en 1847, par M. Simpson, chirurgien anglais, remplaça presque universellement l'éther.

Ce nouveau corps était le *chloroforme*.

Aujourd'hui encore, l'éther et le chloroforme sont indifféremment employés, ou plu-

(*)

tôt le dernier de ces corps, selon l'avis de l'opérateur, dans les cas d'opération longue : par exemple, l'ablation d'un membre, l'accouchement laborieux, etc. Mais le concours de l'un comme celui de l'autre est loin d'être sans danger. Des cas de mort foudroyante se sont produits sous leur action, et la plus grande prudence doit précéder et suivre leur emploi.

En Amérique, en Angleterre, où l'étude plus sérieuse du protoxyde d'azote est venue donner un nouvel aliment, un nouvel essor aux recherches des savants, éther et chloroforme ont perdu tout le terrain gagné depuis par le gaz de Priestley; ils ne sont plus en usage que pour les très grandes opérations. Le protoxyde d'azote a remplacé définitivement ces deux corps, pour rendre indolores toutes opérations de peu de durée : avulsion dentaire, ouverture d'abcès, de panaris, etc.

A Paris, quelques dentistes s'en servent avec plus ou moins de succès, car il faut essentiellement qu'il soit préparé avec soin et intelligence, et que l'opérateur soit prompt et habile pour pratiquer avec sûreté, sous son influence, des avulsions généralement fort difficiles.

Mais, la réussite et l'inocuité parfaites du protoxyde d'azote ne dépendent pas seulement de sa bonne préparation et de l'habileté du praticien. Rigoureusement, il faut que l'appareil destiné à produire les effets anesthésiques dans l'organisme, soit :

De petite dimension d'abord pour n'inspirer aucune frayeur au patient ;

Que son mécanisme intelligent aide et hâte la résolution plutôt que la laisser s'accomplir, plus ou moins rapidement, suivant le tempérament, l'état maladif de chaque personne ;

Et, nous devons le dire, qu'il emprunte la forme d'un jouet — ceci est important à l'égard des enfants — plutôt que ressembler à un objet inspirant la terreur et le dégoût aux adultes.

§ II.

Dans ma brochure : *L'Ami des Enfants*, je dis :

« Jusqu'aujourd'hui, l'appréhension pouvait
« occasionner, sur l'organisme des enfants —
« (c'est particulièrement d'eux que je me
« préoccupe dans mes recherches), — des dé-
« sordres fâcheux, qui devaient d'autant plus
« être pris en considération qu'ils pouvaient
« causer des maladies funestes à la santé de
« ces chers petits êtres. Naturellement, une
« mère aimante et dévouée ne pouvait, de gaîté
« de cœur, sacrifier la santé de son enfant
« pour le seul plaisir de satisfaire son orgueil
« à elle, en le rendant, lui, plus beau physi-
« quement. Elle conduisait bien une fois sa

« fille chez le dentiste ; mais, témoin des répu-
« gnances et des obstacles que la crainte sus-
« citait à son enfant, sa tendresse maternelle
« lui commandait de ne point renouveler des
« visites qui surexcitaient à ce point l'objet
« de sa sollicitude. »

C'est pour éviter de pareilles craintes, des
angoisses si cruelles, que je me suis imposé la
tâche difficile de rechercher un agent qui, mis
au service du praticien, pourrait, — par la
simplicité de son application et sans jamais
mettre en péril quiconque userait de son influence, — faire disparaître les craintes et les
appréhensions qu'inspire le dentiste.

Ce désir constant que j'ai eu d'être utile à
l'humanité, tout en facilitant et rendant po-
pulaire la profession du dentiste, se trouve
aujourd'hui pleinement réalisé. Heureusement
et complètement j'ai atteint le but assigné à
mes recherches. Toutes opérations buccales
sont désormais indolores, avec l'*Insensibilisateur*.

Depuis longtemps cette ambition m'animait, et ce n'est pas sans de nombreux tâtonnements, sans bon nombre d'essais infructueux que je suis arrivé à créer enfin l'*Insensibilisateur* qui porte mon nom.

J'ai essayé de tous les anesthésiques possibles : *éther, chloroforme, protoxyde d'azote*. L'éther et le chloroforme, agissant trop violemment sur l'économie animale, sont tout à fait impropres à la pratique de la chirurgie dentaire. On ne s'en sert plus.

Cependant l'*éthérisation locale* a rendu et peut rendre encore quelques services. Je ne l'ai pas entièrement abandonnée et j'ai même fort heureusement perfectionné l'appareil du docteur Richardson, ainsi que l'on peut le voir par la figure suivante qui représente l'ingénieux appareil produisant l'insensibilité locale.

Ce petit instrument, breveté, a été présenté à l'Académie de médecine de Paris dans la séance du 18 juin 1867.

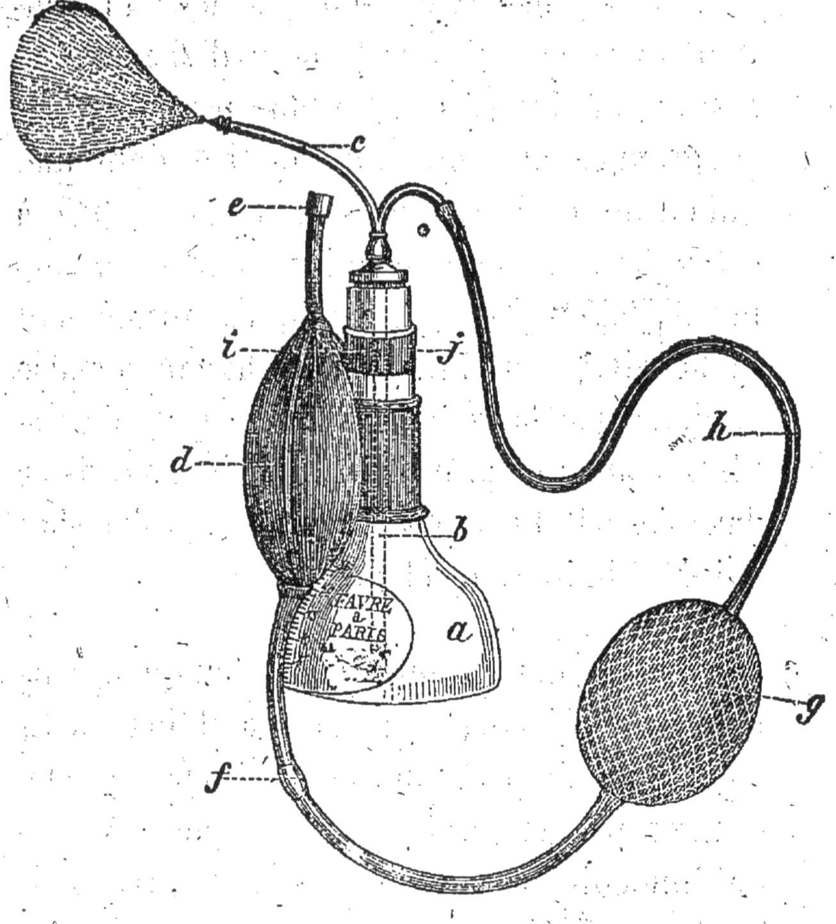

Appareil Richardson pour anesthésie locale,
breveté, et *perfectionné* par M. DUCHESNE

Le petit instrument, dont je suis l'inventeur, déjà connu sous le nom d'*Insensibilisateur Duchesne*, et que l'on peut voir par la gravure au frontispice de cet opuscule, qui en donne l'exact dessin, est de nature à satisfaire et les enfants et les grandes personnes. Si j'ajoute que son emploi est absolument inoffensif; — qu'il ne procure aucun malaise et n'aura pas la moindre influence sur l'organisme, aucune prévention ne doit subsister dans l'esprit du public, et toute appréhension doit s'éteindre naturellement.

Au reste, ma clinique ayant lieu quotidiennement de 9 heures du matin à 6 heures du soir, je me ferai toujours un plaisir de renseigner particulièrement quiconque douterait de l'innocuité parfaite et des heureux résultats de l'*Insensibilisateur*.

Des milliers d'attestations, consignées sur un registre *ad hoc*, qui est communiqué à tout le monde, convaincront, au reste, les plus incrédules.

§ III.

Ce petit opuscule étant destiné, par la modicité de son prix, à entrer dans toutes les familles, il me semble opportun de le terminer par quelques considérations générales sur l'évolution *des dents de lait* et sur celles dites de *remplacement*.

Presque tous les auteurs qui se sont occupés des maladies de l'enfance, ont cru et enseigné que le phénomène de l'évolution des dents de lait et temporaires s'accomplissait dans un état maladif. Aujourd'hui, tout le monde est d'accord pour poser en principe que la dentition, pas plus que l'accouchement naturel, ne peut être considéré comme une maladie. Il est vrai que l'une et l'autre de ces opérations de la nature exposent à des dangers plus ou moins grands, dont la douleur est l'inévitable compagne, mais comment admettre que l'accomplissement de ces fonctions constitue une maladie, puisque la santé dépend, au contraire, de leur plus ou moins bonne réussite?

Il n'est pas possible d'affirmer rigoureusement quelles sont les dents dont l'apparition occasionne les plus graves accidents. La constitution particulière de l'enfant influe nécessairement sur le développement et l'intensité de ces accidents. Cependant, l'expérience démontre que ceux qui surviennent à l'occasion de l'éruption des incisives, sont moins fréquents, moins graves surtout que ceux qui se produisent lors de la sortie des canines ou *œillères* et des molaires. C'est ordinairement lorsque doivent percer les dernières petites molaires que se déclarent les *convulsions*. Si les dents semblent devoir sortir toutes en même temps, quel que soit l'âge de l'enfant, leur éruption est plus dangereuse que lorsqu'elles n'apparaissent que successivement. De même cette éruption est plus pénible si elle est précoce que si elle est ratdive, et d'autant plus à craindre que le nombre des dents prêtes à sortir est plus grand.

Bien que l'évolution des dents de lait ait lieu à des époques variables, les constatations de l'expérience permettent de conclure qu'elle s'effectue le plus ordinairement dans l'ordre et aux époques suivantes :

Du 5e au 10e mois, 4 incisives centrales ;
Du 9e au 14e   —   4   —   latérales ;
Du 14e au 20e   —   4 premières molaires;
Du 20e au 30e   —   4 canines ;
Du 24e au 36e   —   4 dernières molaires ;

Les dentiers temporaires sont donc généralement complets, c'est-à-dire armés des vingt dents qui les doivent composer, du 24e au 30e mois de la naissance; mais il ne faudrait point considérer cette règle générale comme absolue. Les caprices de la nature sont aussi divers qu'étonnants. Une foule d'exemples observés dans ma pratique déjà longue, confirment de singulières exceptions.

Les germes des dents dites de remplacement ou permanentes, aussi bien que ceux dès temporaires, sont déjà visibles sur le fœtus dès le quatrième mois de la conception. Ceux des premières se trouvent placés derrière les follicules de la première dentition, ceux des douze dernières que possède seul l'adulte, plus en arrière dans la mâchoire.

Les dents antérieures de la deuxième dentition étant d'un volume plus considérable que les dents de lait, préalablement à leur apparition l'arc des mâchoires s'élargit dans la proportion nécessaire à leur arrangement symétrique. C'est pour cette raison que la partie inférieure se trouve nécessairement entraînée à un écartement qui varie suivant la grandeur du diamètre transversal de la face. De là ces changements de physionomie si apparents sur les enfants dont la deuxième dentition se prépare.

Ainsi qu'on le voit par le tableau suivant, les phénomènes du renouvellement des dents suivent ordinairement a marche de 'éruption e mière.

De 6 à 8 ans apparaissent pour la première fois 4 premières molaires concurremment avec 2 incisives médianes inférieures ;

De 7 à 9 ans 4 incisives médianes supér.
De 8 à 10 — 4 incisives latérales ;
De 9 à 11 — 4 premières petites molaires ;
De 10 à 12 — 4 canines ;
De 12 à 13 — 4 secondes petites molaires ;
De 13 à 14 — 4   —   grosses molaires ;
De 18 à 25 — 4 dernières molaires (dents de sagesse).

Il arrive parfois que la dent de lait n'étant point tombée au moment convenable, on voit celle de remplacement percer l'arc dentaire, soit en avant, soit en arrière, et se montrer dans une position d'une anomalie souvent dangereuse. Cet accident est facilement réparable. Tout dentiste expérimenté, consulté à ce sujet, surveillera ces évolutions extraordinaires qui, le plus souvent, s'acomplissent naturellement, et, si elle était jugée indispensable, l'avulsion de la dent de lait ferait cesser cette anomalie.

L'évolution des dents permanentes est certainement moins laborieuse que celle des dents temporaires. Cependant les parties de la gencive qui enveloppent la dent, longtemps même avant la chute de la dent de lait, deviennent le siége d'une inflammation qui donne naissance à des abcès et autres malaises dont les effets se font sentir jusque dans les oreilles, la gorge, les yeux; surviennent alors parfois les éruptions croûteuses de la tête, des dartres farineuses sur la figure; puis des migraines, des névralgies faciales attestent une secousse assez violente imprimée à toute l'économie, d'où résulte des troubles profonds de digestion; ce qui se peut expliquer par la difficulté d'une complète et nécessaire mastication des aliments.

Les parents, les chefs d'institution, témoins de cet état d'indisposition générale et de malaise, ne doivent pas hésiter à consulter l'homme de l'art pour avoir raison de ces phénomènes pathologiques qui pourraient, étant négligés, devenir la cause de maladies beaucoup plus graves.

Mais, prévenir les maladies qui peuvent venir compliquer la sortie des dents, ou les combattre lorsqu'elles se sont déclarées, ne sont point le seul but que doit poursuivre une mère de famille, ou toute personne ayant charge de l'éducation physique des enfants. Le développement normal, l'arrangement symétrique des dents considérés au point de vue de la santé d'abord, et ensuite de l'agrément qu'ils procurent à la physionomie, sont d'une importance si grande que même seule elle s'impose à la sérieuse attention de tous.

Loin d'être régulier toujours, l'arrangement des dents est sujet à un très grand nombre de déviations. Le meilleur et le plus sûr moyen d'être judicieusement éclairé à cet égard, c'est d'en référer à un dentiste expert et consciencieux, qui jugera s'il est possible de redresser les dents mal venues, mal rangées, ou s'il ne reste d'autre ressource que l'avulsion. La tendresse mal entendue des parents, ne doit point, dans ce dernier cas, faire différer une opération indispensable. Faites en temps utile, et surtout aujourd'hui, que, *grâce à* L'INSENSIBILISATEUR-DUCHESNE, *le danger et la douleur n'existent plus*, les opérations d'avulsion ou de redressement des dents produiront les résultats les plus satisfaisants.

Nul ne doit oublier qu'aucune époque de la vie ne réclame plus de soins éclairés et pratiques que les années où s'opère la deuxième dentition. S'ils se pénètrent bien de cette vérité, les parents, les chefs d'institution se feront un devoir de faire visiter la bouche de leurs enfants au premier symptôme anormal qu'ils y remarqueront, et même le plus souvent possible. — Le travail de remplacement des dents de lait et les phénomènes qu'il produit, loin d'être uniformes, le plus souvent sont absolument différents entre tous les enfants d'une même famille.

Paris. — Typographie Alcan-Lévy, boulevard Clichy, 62

9 782019 249335